ÉTUDE

SUR

LES EAUX MINÉRALES

DE

CHATEL-GUYON

(PUY-DE-DOME)

PAR

le Docteur Louis VIBERT

Médecin consultant à Châtel-Guyon,
Membre correspondant de la Société de Médecine de Rouen.

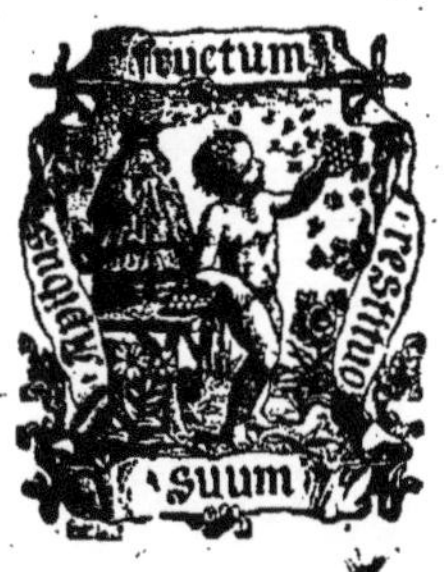

PARIS
SOCIÉTÉ D'ÉDITIONS SCIENTIFIQUES
4, RUE ANTOINE-DUBOIS, 4

—

1893

ÉTUDE

SUR

LES EAUX MINÉRALES

DE

CHATEL-GUYON

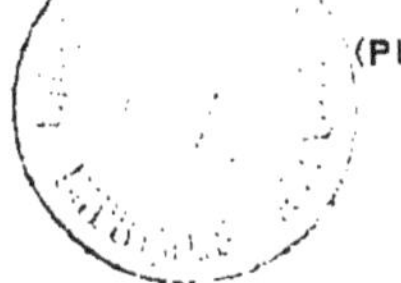

(PUY-DE-DOME)

PAR

le Docteur Louis VIBERT

Médecin consultant à Châtel-Guyon,
Membre correspondant de la Société de Médecine de Rouen

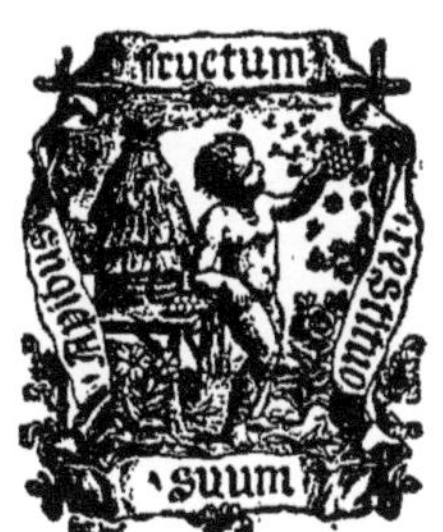

PARIS
SOCIÉTÉ D'ÉDITIONS SCIENTIFIQUES
4, RUE ANTOINE-DUBOIS, 4

1893

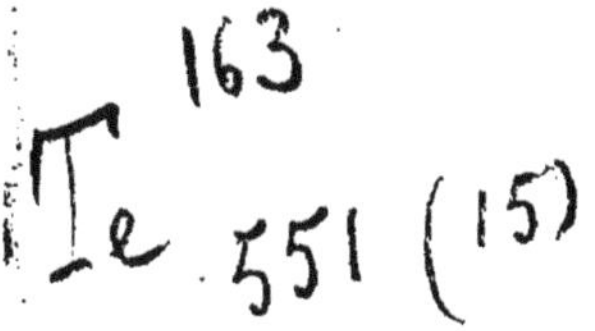

ÉTUDE

SUR LES EAUX MINÉRALES

DE

CHATEL-GUYON

(PUY-DE-DÔME)

Situation.

Châtel-Guyon est une des jolies stations thermales que l'on rencontre en Auvergne. N'étant distante de Riom que de cinq kilomètres elle est facilement abordable.

Elle se trouve à 45° 54′ de latitude et à 0° 46′ de longitude Est.

Les sources sont à une altitude de 380 mètres au-dessus du niveau de la mer; l'air est très pur; aucun terrain des environs ne dégage de miasmes pernicieux; aucune maladie n'y existe à l'état endémique.

Par sa situation sur les limites extrêmes de la grande plaine de la Limagne, tout près des montagnes au pied desquelles le village est bâti, on y trouve, sans en avoir toutefois les désagréments, tous les avantages du climat de la montagne.

On peut se demander quel est le meilleur moment pour venir faire une saison à Châtel-Guyon.

Le mois de mai y est généralement d'une température très agréable. On éprouve encore la fraîcheur du printemps qui modère les ardeurs du soleil.

Juin est un mois tempéré, mais le temps y est plus incertain et plus changeant que dans les mois suivants; les soirées sont plus fraîches également.

Juillet se fait remarquer par la continuité du beau temps; si la température est un peu élevée ordinairement, le vent d'Est vient atténuer la chaleur.

Août est moins chaud, surtout dans sa seconde moitié. Mais ce qui doit éveiller l'attention du baigneur c'est son peu de variabilité.

Quant au mois de septembre, si nous pouvons lui reprocher quelques vicissitudes atmosphériques, il y a dans sa température et dans l'état du ciel des conditions qui rendent encore très salutaire le séjour à la station.

Jusqu'au 15 octobre, nous trouvons encore la continuation des beaux jours.

Bien qu'on entende souvent gronder le tonnerre dans le lointain, les orages sont relativement assez rares; mais la vallée est presque toujours épargnée, peut-être faut-il attribuer cette rareté à la ligne de montagnes qui abrite la station des vents d'Ouest.

Les pluies y sont peu fréquentes; y aurait-il de l'eau en surabondance que la nature du sol s'opposerait à sa stagnation.

En résumé, depuis le 15 mai jusqu'au 15 octobre, on peut faire avec avantage une cure à Châtel-Guyon.

Étude sur l'histoire des eaux de Châtel-Guyon.

Il a paru sur Châtel-Guyon, depuis deux siècles, de nombreuses publications.

Ces eaux ont été étudiées d'une manière très sérieuse, très consciencieuse; les ouvrages publiés ayant pour but de les tirer de leur oubli et de leur faire prendre, en France, au milieu de nombreuses richesses hydro-minérales, le rang important qui leur est dû tant à cause de leur originalité qu'aux emplois multiples qui ressortent de la manière de les utiliser.

Pourtant ces documents semblent avoir été jetés dans l'oubli, on les ignore généralement; il est donc intéressant de les faire revivre et d'en indiquer l'application.

En 1670, une première analyse est faite par Du Clos ayant en main des eaux transportées.

J.-B. Chomel parcourant l'Auvergne, pour herboriser, les étudie sur place vers 1700, les analyse et communique les résultats à l'Académie des sciences.

Raulin, inspecteur des eaux du royaume, dans son *Traité analytique des eaux minérales*, produit, en 1774, deux nouvelles analyses faites récemment, l'une, par Dufour, de Riom; l'autre, par Cadet, de Paris. Profitant de ce point de départ, il donne de ces eaux une étude remarquable sous le rapport de leurs propriétés physiologiques et thérapeutiques. Dans un chapitre de son *Parallèle des eaux minérales d'Allemagne et de celles qui sourdent dans le royaume*, il fait une comparaison des eaux de Châtel-Guyon et de Vichy sous le rapport de leurs principes respectifs et des maladies où les unes et les autres trouvent leurs indications.

En 1780, on préparait artificiellement l'eau de Châtel-Guyon. Duchanoy nous indique les différents moyens mis en usage.

Des renseignements très précis nous sont fournis sur la station par Legrand d'Aussy, dans la narration de son voyage en Auvergne, en 1787.

Tous les traités ou dictionnaires sur les eaux minérales, de 1785 à 1840, nous répètent l'opinion de Raulin : nous la retrouvons dans Barrère, Alibert, Pâtissier, de Lans.

En 1840 paraît un travail de Barse, intitulé : *Châtel-Guyon et ses eaux minérales*, qui nous met sous les yeux l'analyse d'une nouvelle source, accompagnée d'une étude médicale due au docteur Deval.

Aguilhon, dans sa *Note sur l'action thérapeutique des eaux de Châtel-Guyon*, publiée en 1843, remet en mémoire leurs applications thérapeutiques et leurs propriétés.

Rognetta les essaie à Paris, la même année, et il en conclut qu'à la source les effets purgatifs sont plus considérables qu'à domicile.

En 1846, deux nouvelles sources ayant été mises au jour, Nivet publie leurs analyses et refait une étude complète. Gonod envoie, en 1858, à la Société d'hydrologie, l'analyse d'une source récemment captée.

L'année suivante, le *Journal de Chimie médicale* publie une notice sur l'eau minérale de Châtel-Guyon, dont Chevallier a fait de nouveau l'analyse.

Dans son *Traité des eaux*, Rotureau nous fait, après les avoir visités, une description très complète des établissements thermaux à la même époque.

Quatre années plus tard, Chaloin appelle l'attention sur leurs vertus purgatives et étudie leurs indications et contre-indications dans son *Étude sur les eaux minérales de Châtel-Guyon.*

En 1863, Allard et Boucomont font paraître une étude de leurs spécialités, leur état actuel, leur avenir.

L'année suivante, Lecoq, au point de vue chimique et surtout géologique, étudie les sources, leur débit, leur température.

Lefort, en 1865, apporte à la Société d'hydrologie un mémoire sur les propriétés physiques et la composition chimique des eaux de Châtel-Guyon. Dans ce travail se trouve faite par lui l'analyse des quatre principales sources, et il cherche, par comparaison avec les autres eaux d'Auvergne, à découvrir les sels qui en font des eaux purgatives.

Gubler, dans une des magistrales leçons de son cours, en 1872, fait des eaux de Châtel-Guyon une médication eupeptique et laxative.

Huguet, dans son livre intitulé : *Les eaux de Châtel-Guyon*, paru en 1873, insiste sur leurs propriétés et leurs usages, suivant les traitements.

Baraduc les compare aux eaux de Kissingen dans son mémoire publié en 1876 : *Châtel-Guyon et les eaux purgatives allemandes*. Quelque temps après, il fait paraître des observations de dyspepsie gastro-intestinale soignée avec succès à la station.

En 1878, nouvelles analyses des eaux avec résumé de l'état des connaissances, par Truchot.

Wilm consigne dans le *Bulletin de la Société chimique* en 1879 une composition chimique des eaux.

Aguilhon de Sarran lit à la Société de Biologie une note où il expose les expériences physiologiques qu'il a faites sur les eaux de Châtel-Guyon dans le but de déterminer leurs principes actifs. Il arrive après Lefort à cette conclusion que c'est au chlorure de magnésium qu'elles doivent leur vertu purgative.

Laborde avec différents appareils démontre le mécanisme par lequel ce sel produit ses effets purgatifs.

En 1880, Voury présente à la Société d'Hydrologie le résultat de ses recherches expérimentales sur l'action physiologique des eaux de Châtel-Guyon.

Aud'houi en préconise l'emploi dans le lavage de l'estomac.

Deschamps publie une série d'observations sur l'effet des eaux de Châtel-Guyon au point de vue de leur emploi chez les constipés.

Le Dr Lavarenne a surtout pour but l'usage de l'eau à domicile.

En 1891, Baraduc, dans les *Indications thérapeutiques des eaux de Châtel-Guyon*, fait une énumération des maladies soignées à la station.

Origine des sources.

Les sources sortent de chaque côté du Sardon, ruisseau qui coule au pied du village.

Les eaux de Châtel-Guyon semblent avoir été connues des Romains. Le témoignage nous en est fourni par des fouilles qui furent faites vers 1858, lors de la construction de l'établissement, fouilles qui mirent au jour des poteries anciennes, des débris de construction qu'on a cru être d'anciennes piscines.

Sans désigner Châtel-Guyon d'une manière tout à fait spéciale, Jean Banc, vers 1605 (c'est à cette époque seulement qu'on trouve des renseignements sur les sources) signale bien l'existence de sources purgatives dans cette région.

En 1670, l'Académie des sciences s'en inquiète et charge l'un de ses membres, Du Clos, de faire l'analyse des eaux de Châtel-Guyon. Son but était à ce moment-là de se rendre compte de la composition chimique des principales sources d'eaux minérales du sol français.

On n'avait découvert qu'une source sortant sur la rive gauche du ruisseau; la connaissance des quatre autres vint bientôt s'y joindre.

« Ces sources, dit Raulin en 1774, sourdent toutes sur la même ligne à quelque distance les unes des autres. La première de ces quatre nouvelles sources est la fontaine d'Asan, c'est le nom de son propriétaire; les trois autres n'ont pas de dénomination déterminée. La dernière coule dans le courant d'eau d'un ruisseau; elle est à peu près de la même qualité que les deux qui la précèdent; les habitants du voisinage se servent de ces eaux pour faire leur pain. Il y a aussi plusieurs filets d'eau qui sourdent aux environs de ces fontaines; mais ils sont trop peu considérables pour en faire le détail.

» Les eaux de l'ancienne source sont plus chargées de principes minéraux que celles des quatre nouvelles; cependant, lours principes sont tous les mêmes et de la même nature. Les anciennes purgent plus efficacement que les autres; mais, comme la nouveauté ajoute ordinairement au prix des choses, le peuple se rend en foule à la source d'Asan, de préférence à l'ancienne. »

Il y avait pourtant une différence de température : les quatre nouvelles sources avaient de 23 à 24 degrés Réaumur, l'ancienne 20 degrés Réaumur seulement.

Mais, si on pouvait boire à la source d'Asan, en revanche, aucun établissement ne permettait de s'y baigner ou de s'y doucher.

Raulin avait parfaitement bien senti cette imperfection.

« Les bains et les douches, disait-il, dont on ne fait pas usage à Châtel-Guyon, parce qu'on n'y a pas pratiqué des commodités nécessaires pour l'application de ces remèdes, seraient d'un grand secours dans plusieurs maladies; peut-être même ces eaux seraient-elles préférables en bien des occasions, par rapport à l'esprit éthéré volatil minéral dont elles sont imbues, aux bains et aux douches de Vichy, de Bourbonne et d'autres de la même qualité que ces dernières. »

Legrand d'Aussy, ayant fait un voyage en Auvergne, en 1787, donne sur l'établissement des détails assez circonstanciés pour ne laisser aucun doute sur son existence. Son récit nous sert de preuve que les paysans avaient essayé de prendre des bains; mais combien primitive était l'installation !

« L'eau minérale a deux sorties, toutes deux grillées; jadis, elle eut un bâtiment dont on voit encore les fondations. Tout dans ce canton est eau minérale. Outre la source grillée, il y en a une autre nommée « Asan » et connue des paysans sous le nom de « Gargouilloux ». Dans le lit du ruisseau qui arrose le village, on en voit une, nommée «la Vernière», qui sort par un trou qu'elle s'est fait à travers une roche. Elle jaillissait à quatre pieds quatre pouces de haut et, atteignant une haie, agglutinait et incrustait les feuilles qu'elle pouvait toucher. Les paysans du lieu s'étaient pratiqué dans la roche même une baignoire. Mais le locataire de la source grillée, voulant que la sienne fût la seule qui subsistât, a tout fait pour détruire l'autre. Il a poussé la malice, dit-on, jusqu'à tenter d'en fermer la sortie en y enfonçant un coin de fer; le coin a été rejeté, et le jet subsiste toujours. »

Les eaux continuèrent à être prises à la source d'Asan ou de Gargouilloux, mais, jusqu'à 1817, on ne fit qu'en boire.

Vers cette année-là, un petit établissement fut construit autour de la source par la commune; un médecin y fut attaché; à l'intérieur de ce bâtiment se trouvaient deux baignoires et une piscine où il y avait place pour douze personnes à la fois. L'eau de la source se précipitait dans un bassin en pierre en bouillonnant; puis, suivant des tuyaux, était conduite dans la piscine.

La commune se servit, pour l'exploitation des eaux, de cette construction jusqu'en 1840, où Barse fit l'acquisition de la Vernière, qui était, d'après un jaugeage qu'il pratiqua lui-même, la plus importante des quatre sources :

DÉBIT PAR HEURE

Gargouilloux	2.100 litres	Total : 6.720 litres par heure.
Source du ruisseau, rive gauche.	1.200 —	
— rive droite .	300 —	
Vernière	3.120 —	

L'année suivante, il fit autour de cette source un établissement sur la rive droite du Sardon.

Gargouilloux, qui avait perdu cinq degrés de chaleur à cause de l'introduction d'une source froide dans le réservoir de l'eau thermale, vit son établissement complètement abandonné. Nous trouvons d'ailleurs dans le rapport de Ledru, architecte à Clermont, des détails sur l'état défectueux du bâtiment. « Il n'y a dans ce bâtiment en mauvais état qu'une seule piscine et deux baignoires dans lesquelles on prend des bains non seulement d'une manière incommode mais qui, de plus, est très inconvenante. »

Barse fit faire un cabinet avec douches ascendantes et descendantes, un second qui servait de réservoir à la source, un troisième et un quatrième pour les piscines; deux autres contenaient des baignoires en bois. C'était déjà un progrès, mais comme il était modeste ! Cet établissement, trop petit, n'était pas propre et, comme il n'y avait à côté aucun hôtel, les baigneurs en sortant du bain devaient aller au village.

Au-dessus d'un bassin demi-circulaire était un robinet : c'était la buvette.

Sur la rive droite sortait une source où l'on buvait également, mais ce n'était qu'une cabane en bois avec une excavation pour recevoir l'eau. Son nom de « Source de la Planche » venait d'une passerelle qui existait sur le ruisseau à son point d'émergence.

Châtel-Guyon, à ce moment-là, possédait dix sources mais en réunissant, nous dit Nivet, tous les suintements et filets, on aurait pu augmenter ce nombre.

En 1858, Brosson fit des fouilles d'où jaillirent de nouvelles sources qui, captées, accrurent considérablement la quantité d'eau minérale. On les désigna sous le vocable de « Sources Brosson » et on éleva sur la rive droite du Sardon un établissement plus vaste, mieux aménagé que celui de Barse.

Nous trouvons sur cette construction, dans Chevallier, en 1859, l'appréciation suivante :

« Cet établissement ne laisse rien à désirer, soit sous le point de vue du confortable, soit sous le point de vue des aménagements rendus indispensables par la nature essentiellement purgative des eaux. Les baignoires sont en lave d'Auvergne; elles contiennent chacune cinq cents litres d'eau minérale. On peut à volonté et, selon les indications du médecin, donner au malade de l'eau courante et à des températures variées.

L'établissement possède aussi des piscines contenant chacune quinze mètres cubes d'eau. Elles peuvent recevoir de trente à quarante personnes. On compte (pour chaque sexe) huit baignoires à l'aide desquelles on peut donner quatre-vingts bains par jour; les bains pris dans les piscines peuvent être évalués au nombre de six cents par jour. Il y a quatre appareils pour douches »

On vit alors deux hôtels se construire sur la rive gauche

du ruisseau, ce qui permit aux baigneurs d'avoir une habitation près de l'établissement.

En 1863, l'ingénieur Tournaire fait un tableau indiquant le débit et la température des treize sources connues :

		Débit à la minute.	Température.
1.	Source Deval	63 litres.	31,5
2.	— du Chaume		29,5
3.	— de la Planche	4 —	24
4.	— du Réservoir	7 —	32
5.	—	2 —	31
6 et 7.	— du Sopinet	77 —	33
8.	— du Gargouilloux	19 —	32,5
		13 —	23,5
9.	— du Rocher	3 —	24
10.	— du Sardon	83 —	35
11.	— des Vernes	1 —	16
12.	— de la Vernière	7 —	27,5
13.	Buvette de la Vernière	2 —	26,1

En additionnant ces débits, on arrive à un volume de 281 litres à la minute et de 404.640 litres en vingt-quatre heures, quantité, nous dit M. Lecoq, inférieure au débit réel.

En 1878, une Société centralise les deux établissements et y réalise des améliorations considérables. Elle fait de nouveaux captages, accroissant ainsi le débit de l'eau minérale, met au jour treize nouvelles sources, et l'on voit la station disposer de 700.000 litres environ en vingt-quatre heures.

Voici la température et le débit, par minute, des principales sources actuelles :

DÉBIT A LA MINUTE

	Litres.		Litres.
Source Gubler n° 1	70.50	Source Marguerite	75 »
— Gubler n° 4	20 »	— Romaine	3 »
— Gubler n° 5	104.30	— Duclos	60 »
— Deval	26.66	— Yvonne	36 »
— Henri	113 »	— Sopinet, 3, 4 et 5	120 »

Présentement, deux établissements sont ouverts à Châtel-Guyon : 1° l'ancien établissement dit : Brosson, 2° le nouveau. On y trouve plus de soixante baignoires et deux vastes piscines de natation.

Une source spéciale alimente un cabinet qui sert aux lavages de l'estomac. On y trouve des salles d'hydrothérapie, de sudation, de massage. On peut y donner des douches ascendantes, en lame, en pluie, en jet, vaginales et nasales.

Les sources, au nombre de vingt-six, sont distribuées : cinq pour les buvettes : Yvonne, Deval, Gubler n° 4, Marguerite, Romaine; une dénommée : Gubler n° 1, est spécialement affectée à l'expédition des eaux.

C'est la seule, en effet, dont le captage effectué sur le rocher d'où elle émerge, ait permis d'opérer la mise en bouteilles en évitant tout contact de l'eau avec l'air extérieur. Les autres sont utilisées pour les bains et pour les douches.

Si nous ajoutons le débit de ces sources, nous arrivons à un chiffre supérieur à 2.000.000 de litres en vingt-quatre heures.

Autour de ce centre sont venus se grouper des hôtels et de nombreuses villas abritant les baigneurs qui viennent, en nombre de plus en plus considérable, demander la guérison à ces eaux bienfaisantes.

Composition chimique des eaux de Châtel-Guyon.

D'où viennent les eaux de Châtel-Guyon? C'est Lecoq qui va nous fournir la réponse : leur origine est une émission de porphyre quartzifère qui s'est fait jour dans cette vallée à la jonction des terrains tertiaires et des terrains primitifs. En remontant le ruisseau, on peut constater que l'eau minérale sort de toutes les fissures du porphyre; la rupture du terrain primitif peut donc être envisagée comme déterminant l'apparition de toutes ces sources.

L'acide carbonique, dont le dégagement a lieu par accès plus ou moins tumultueux, suivant la pression atmosphérique, traverse l'eau et la fait jaillir en bouillonnant.

A leur point d'émergence, les eaux sont parfaitement limpides et incolores; le contact de l'air les trouble au bout d'un certain temps et les fait se recouvrir d'une mince pellicule calcaire. Le sol et les parois des puits sont salis par la couleur rouge de l'oxyde de fer. Recueillies dans un vase, elles forment un dépôt de carbonate de chaux et de magnésie ainsi que de la plus grande partie de leur fer. Leur saveur, légèrement acidule et atramentaire, mais surtout saline, laisse le goût de l'eau de mer dans la bouche.

Elles n'ont aucune odeur; et cependant Lefort, à leur apparition, leur trouve une très légère odeur de bitume qui, commune à la plupart des eaux d'Auvergne, révèle leur parenté avec les volcans.

Leur densité à 15° varie avec les sources de 1003 à 1004.

La température de la source Deval prise à la surface de la vasque qui sert de buvette est de 34°; celle du Sopinet, 33°; du Gargouilloux, 32°,5; du Gouffre, 31°; de la source Gubler, 32°; du Sardon, 35°.

Plus leur température est basse, plus elles rougissent le papier bleu de tournesol.

A cause de leurs propriétés purgatives bien connues depuis longtemps, on a fait un grand nombre d'analyses pour arriver à découvrir leur composition chimique.

Du Clos, en 1670, est le premier en date. Ayant transporté de l'eau de Châtel-Guyon à l'Académie des sciences, il fait évaporer une livre d'eau et obtient 53 grains de résidu dont la moitié était sel, l'autre terre. Ce sel, fondu au feu dans un creuset, fumait et répandait une odeur d'esprit de sel commun.

Ce caractère est spécial aux eaux de Châtel-Guyon qui, on le sait maintenant, contiennent du chlorure de magnésium donnant « l'esprit de sel » par la chaleur.

En 1713, Chomel croyait « que le sel de l'eau de Châtel-Guyon avait plus d'alcali que d'acide et que le nitre était le fossile qui s'y manifestait le plus.

« Les eaux de Châtel-Guyon, dit Dufour, en 1774, sont acidules et thermales ; elles sont imbues d'un fluide élastique ; elles contiennent du fer en très petite quantité, du sel marin à base alcaline, du sel d'Epsom et de la terre calcaire ».

Quatorze livres de ces eaux ayant été analysées par Cadet la même année, il trouva, comme poids du résidu salin, 1 once, 3 gros, 42 grains. Cette eau renfermait 8 à 10 grains de terre martiale, 5 gros et demi de sel marin à base alcaline, 1 gros de la nature du sel d'Epsom à base terreuse et 4 gros de terre, partie magnésie, partie terre calcaire, tenue en dissolution par le principe éthéré de ces eaux, l'acide gazeux. C'est l'évaporation naturelle et insensible de ce principe qu'il rendait responsable de la précipitation du fer et de la portion de terre alcaline et calcaire qu'on trouvait au fond des bouteilles.

Partant de cette donnée, on préparait artificiellement l'eau de Châtel-Guyon.

En 1818, paraît une nouvelle analyse faite par Versepuy et déposée au ministère par le docteur Deval.

Vingt ans après, Barse, ayant analysé la Vernière, en publie le résultat :

Acide carbonique	$0^{lit}755$
Sulfate de soude	$1^{gr}700$
Hydrochlorate de soude	$1^{gr}330$
— magnésie	$1^{gr}500$
Sulfate d'alumine	$0^{gr}090$
Matière organique	$0^{gr}007$
Carbonate de magnésie	$0^{gr}170$
— chaux	$0^{gr}880$
— de fer	$0^{gr}340$
Sulfate de chaux	$0^{gr}074$
Silice	$0^{gr}067$
Alumine	$0^{gr}004$

Ce qui nous donne un total de 5^{gr},917.

Nivet reprend l'analyse de la Vernière et fait, en outre, celle de la source dite « de la Planche ». Il obtint, nous dit-il, à peu près les mêmes résultats pour les deux sources.

Bicarbonate de soude	*Traces.*
— de chaux	1^{gr},8027
— de magnésie	0^{gr},2460
— de fer	0^{gr},2228
Sulfate de soude	0^{gr},5850
— de chaux	0^{gr},0800
— d'alumine	*Traces.*
Alumine	0^{gr},0200
Chlorure de sodium	2^{gr},4000
— de magnésium	0^{gr},6230
Apocrénate de fer	*Traces.*
Matière organique	*Traces.*
Perte	0^{gr},1530
	6^{gr},1325

Les eaux de Châtel-Guyon contiennent donc, d'après Nivet, très peu de bicarbonate de soude, ce que ne renferment que rarement les autres eaux d'Auvergne. En revanche, on y rencontre, comme sel prédominant, du chlorure de sodium et une très grande quantité de fer.

En 1858, Gonod présente une analyse de la source Brosson où il constate la présence de l'arsenic et, dans les dépôts ferrugineux, du fer et du manganèse. L'iode et le brome figuraient sous la forme d'iodure et de bromure de sodium ; il y en avait 0gr,002.

L'Académie de médecine, l'année suivante, pria Chevallier de refaire une analyse des eaux. Il eut, pour l'iode et le brome, un résultat négatif; quant à l'arsenic, il en trouva une faible quantité. Le fer existait ainsi que le manganèse, et l'on en retrouvait aussi dans le dépôt des eaux. Voici, d'ailleurs, le résultat de son analyse pour la source Brosson :

Chlorure d'aluminium	0gr,130
— de magnésium	0gr,031
— de calcium	0gr,120
— de sodium	3gr,100
Sulfate de chaux	0gr,277
— de magnésie	0gr,093
— de soude	0gr,093
— de potasse	0gr,111
Carbonate de fer	0gr,350
— de chaux	0gr,514
— de magnésie	0gr,825
Alumine	0gr,080
Arsenic, matière organique, Perte	0gr,273
	5gr,997

Lefort, en 1863, analysa les sources Deval (source Brosson), des Bains, du Rocher et Barse (Vernière). Il fut stupéfait des différences qui existaient entre les analyses présentées, même par d'habiles chimistes.

Truchot, en 1878, ayant analysé d'autres sources, fit remarquer que dans ce bassin on ne trouverait pas d'eau minérale ayant une composition différente.

En 1879, Wilm commença, sur place, un examen qu'il continua au laboratoire de la Faculté de médecine.

Voici, d'ailleurs, les résultats qu'il a obtenus :

COMPOSITION ÉLÉMENTAIRE DES EAUX DE CHATEL-GUYON

	S. DEVAL (BUVETTE)	GARGOUILLOUX	VERNIÈRE	SARDON
	Gr.	Gr.	Gr.	Gr.
CO^2 total.	2.9152	3.4153	2.8693	2.9677
CO^2 combiné . . .	1.8442	1.7322	1.8496	1.7518
CO^2 libre.	1.0710	1.6831	1.0197	1.2159
Silice.	0.1110	0.1100	0.1290	0.1190
Fer	0.1147	0.0017	0.0248	0.0203
Albumine.	Traces	Traces	0.0012	Traces
Calcium	0.6820	0.6453	0.6960	0.6980
Magnésium. . . .	0.3988	0.4083	0.3952	0.3802
CO^3 combiné. . .	1.2573	1.1720	1.2611	1.1941
Chlore	2.1558	2.1707	2.1061	2.1000
Soude sulfurique (SO^4).	0.3559	0.3551	0.3556	0.3589
Sodium.	0.9042	0.8856	0.8742	0.8468
Potassium	0.0991	0.0810	0.0724	0.0826
Lithium	0.0024	0.0024	0.0019	indéterminé
Arsenic.	0.0006	0.0003	0.0004.6	indéterminé
Total	5.9818	5.8434	5.9179.6	5.7999
Résidu observé. .	6.0068	5.8530	5.8675	5.8211

Magnier de la Source fait paraître à la même époque une analyse de la source Gubler n° 1 :

Gaz acide carbonique libre	1.1120
Chlorure de magnésium.	1.5630
Chorure de sodium.	1.6330
Bicarbonate de calcium.	2.1769
— de sodium	0.9550
— de fer	0.0685
— de lithium	0.0194
— de potassium.	0.2538
Sulfate de chaux	0.4990
Silice	0.1108
Arsenic.	*Traces*
Acide phosphorique.	*Traces*
Acide borique	*Traces*
Alumine.	*Traces*
	8.3914

Carnot fit, en 1880, à l'École des mines, une analyse confirmant celle de Wilm.

Dans quelle classe allons-nous ranger ces eaux dont nous venons de voir la composition? La quantité de sels qu'elle contient lui marque sa place dans le groupe des eaux salines et le magnésium qui entre dans sa constitution lui attribue son rang de salines magnésiennes.

Modes d'emploi.

Les eaux de Châtel-Guyon sont employées sous forme de boissons, bains, douches et lavages de l'estomac.

Prises à petite dose, c'est-à-dire de un à trois verres ou de 2 à 600 grammes, elles amènent une urine plus abondante; elles augmentent les sécrétions gastrique, biliaire et intestinale. Si l'on en prolonge l'usage plusieurs jours, on note l'augmentation de l'appétit, une digestion plus facile, des selles régulières, une assimilation plus considérable et une plus grande abondance de l'urée. Les forces sont accrues et de meilleures conditions président aux phénomènes de la nutrition.

A la dose de trois à six verres dans la matinée, on constate une exagération des phénomènes précédents avec effets laxatifs et purgatifs. Le temps que mettent ces résultats à être obtenus varie suivant les sujets; mais, une fois le courant établi, ils se manifestent d'autant plus longtemps après la cessation du traitement qu'ils ont été plus longs à se produire.

Quel est le sel qui agit, quel est le principe qui leur donne leur vertu?

Bien des opinions se sont élevées à ce sujet.

Du Clos et Cadet croient au sel d'Epsom, Barse au sulfate de soude aidé par les matières organiques qui agissaient d'une manière dynamique.

Aguilhon attribue les effets au sulfate de soude et aux hydrochlorates de soude et de magnésie; Nivet et Gonod au chlorure de sodium associé à l'acide carbonique. Rotureau disait que les effets laxatifs étaient surtout des preuves d'indigestion.

Avec Lefort, en 1865, nous avons une autre explication bien différente; il trouve que les autres sources du Puy-de-Dôme, bien qu'ayant une même parenté d'origine et une certaine identité de composition, ne produisent aucun effet purgatif. « Il faut donc admettre dans celles-ci des sels distincts, et par leur nature et par leur quantité, de ceux qui se rencontrent dans les autres. Ces sels sont, à n'en pas douter, à base de magnésie : le chlorure de magnésium et le bicarbonate de magnésie, dont les propriétés laxatives même à petites doses et surtout prolongées sont connues de tous les thérapeutistes. Par leur association ou leur mélange avec les autres principes des eaux, ils sont sans doute plus actifs que lorsqu'ils sont administrés isolément. »

Rabuteau, en 1871, mettait hors de doute, par une série d'expériences, l'action purgative du chlorure de magnésium.

En 1879, Aguilhon de Sarran, au laboratoire de physiologie, commença sur ce sel une série de recherches auxquelles Laborde vint prêter son concours. Il constata, en faisant dans les veines de plusieurs chiens des injections de chlorure de magnésium, des contractions des anses intestinales qui allaient jusqu'à l'estomac en passant par l'intestin grêle, une distension progressive de la vésicule et des canaux biliaires, provoquée par une abondante sécrétion de bile, en même temps qu'une quantité insolite de liquide biliaire passait dans une grande étendue des premières portions de l'intestin grêle.

En résumé : à petite dose, les eaux de Châtel-Guyon sont eupeptiques et reconstituantes; à dose moyenne, diurétiques et laxatives ; à forte dose, purgatives.

ACTION DES BAINS

Bain acidulé. — Il se prend dans une baignoire d'environ 500 litres ; l'eau vient directement du griffon à la température native en bouillonnant du fond de la baignoire et, quand celle-ci est pleine, une ouverture pratiquée à la partie supérieure lui donne issue.

Elle est claire, diaphane et traversée par des bulles gazeuses, assez acide pour rougir le papier bleu de tournesol, courante pendant la durée du bain à une température uniforme de 35° 5.

On éprouve, en entrant, une sensation de fraîcheur à laquelle succède un sentiment de chaleur sur toute la peau. Les bulles de gaz qui recouvrent le corps déterminent à sa surface une teinte rosée plus ou moins foncée. L'urine a une réaction acide à la sortie du bain.

Le bain pris court est tempérant ; plus long, il devient sédatif, puis hyposthénisant.

Bain à eau courante. — L'eau qui a séjourné dans le réservoir possède moins d'acide carbonique, n'est plus aussi transparente, mais un peu jaunâtre. Elle influence moins le papier bleu de tournesol. La température du bain est de 32 degrés. La réaction de l'urine est acide à la sortie. La sensation de fraîcheur persiste pendant toute la durée du bain; comme résultat, on obtient des effets sédatifs et toniques.

Bain à eau dormante. — L'origine de l'eau est la même que pour le précédent : on peut la surchauffer. L'eau est trouble, jaunâtre, dépouillée de son acide carbonique ; elle a une réaction légèrement alcaline ; on peut la chauffer depuis 33 jusqu'à 40 degrés.

De 33 à 35 degrés, les urines sont acides ; on constate à la sortie du bain une dépression d'une durée prolongée.

De 36 à 38 degrés, urines acides ; à la sortie, élévation de la température du corps de 1 à 2 dixièmes de degré.

De 38 à 40 degrés, la température axillaire s'élève, la figure se couvre de sueurs, les urines sont acides.

Le bain est donc : de 33 à 35 degrés, calmant; de 35 à 40 degrés, révulsif et excitant.

Quant à la piscine, ses effets sont toniques.

DOUCHES

Suivant la température de 32 à 40 degrés, on a des effets toniques, résolutifs et révulsifs et on les emploie en pluie, en lame et en jet.

Quant aux douches ascendantes et au lavage de l'estomac, on a, par la simple action de l'eau de Châtel-Guyon sur l'estomac et l'intestin, tous les effets que l'on recherche.

D'après ce qui précède, nous voyons donc que, suivant la médication à laquelle on s'adresse, nous pouvons diviser en quatre groupes les maladies qui sont justiciables de Châtel-Guyon.

1° Médication eupeptique et reconstituante.

La première de ce groupe est la dyspepsie où toutes les opérations chimiques s'effectuent régulièrement, mais avec une lenteur considérable ; l'anémie résultant de ces troubles digestifs, la lienterie due à de mauvaises digestions trouvent dans l'eau employée à petite dose un remède efficace. Quant au nervosisme que l'on rencontre dans cette maladie. l'action adoucissante des bains y remédie avec sûreté.

La chlorose ressent du bien-être des chlorures de fer et des propriétés toniques des bains.

2° Médication laxative et purgative.

De ce traitement ressortent l'état suburral de la langue, l'embarras gastrique. La constipation habituelle est sinon toujours guérie, au moins considérablement améliorée. La pléthore abdominale, la tendance à l'obésité en retirent un sensible bénéfice.

Les congestions du foie ou de l'encéphale se trouvent bien de la déplétion des vaisseaux sanguins. Il en est de même des métrite, ovarite et engorgements de l'utérus, par suite de l'effet produit sur la constipation qui entretient la cause de ces inflammations.

3° Médication diurétique.

La gravelle et le catarrhe vésical retirent autant de bien de Châtel-Guyon que de Contrexéville par suite de l'action des principes calcaires sur la muqueuse des voies urinaires.

4° Médication altérante.

L'eau de Châtel-Guyon ne doit jamais être prise dans un accès de goutte, mais seulement chez les constipés, les sujets digérant avec peine, ayant un embonpoint exagéré et un état variqueux des vaisseaux.

Dans le diabète, Gubler les préconise comme régulatrices des fonctions digestives et adjuvant de la transformation du sucre en acide carbonique, remédiant à la constipation.

Chez l'albuminurique : 1° elles réparent les pertes des sels neutres du sérum et activent l'hématose; 2° par leurs sels minéraux, elles augmentent la capacité du sang pour l'albumine dont elles dissimulent l'excès et en arrêtent le départ par les voies d'élimination. Seulement une cure de quatre à cinq semaines est nécessaire.

IMPRIMERIE CHAIX, RUE BERGÈRE, 20, PARIS. — 1660-1-93. — (Encre Lorilleux).

www.ingramcontent.com/pod-product-compliance
Ingram Content Group UK Ltd.
Pitfield, Milton Keynes, MK11 3LW, UK
UKHW020226200726
13856UKWH00004B/1625